人体健康与免疫科普丛书——免疫治疗篇

主 编 张 毅

副主编 崔久嵬 李 可

编 委（按姓氏笔画排序）：

马 飞	王 萍	王 慧	王永福	田慧敏	吕国悦
朱 娜	刘 丹	刘艳华	苏 文	李 红	李 青
李 峰	李 薇	李志勤	杨 弋	宋学勤	张 毅
张连生	陈耐飞	周芙玲	夏育民	高冠英	黄 岚
黄建敏	常英军	崔久嵬	董凌莉	程计林	谢绍建

U0391870

人民卫生出版社

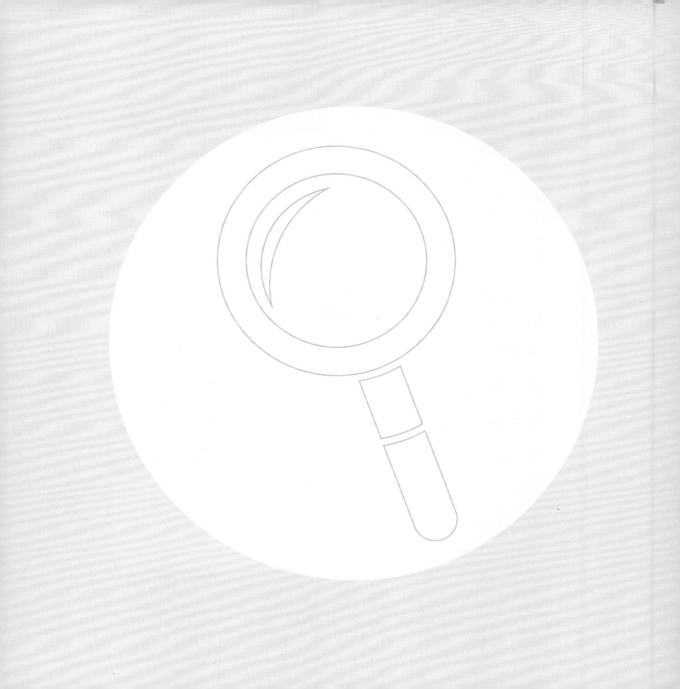

《人体健康与免疫科普丛书》编写委员会

总 主 编　曹雪涛

副总主编　田志刚　于益芝

编　　委（按姓氏笔画排序）：

于益芝	马大龙	王　辉	王小宁	王月丹	王全兴
王迎伟	王笑梅	王福生	石桂秀	田志刚	仲人前
孙　兵	杜　英	李　可	李柏青	杨安钢	吴长有
吴玉章	何　维	何　睿	沈关心	沈倍奋	张　毓
张立煌	张学光	陈丽华	郑永唐	单保恩	赵永祥
姜国胜	姚　智	栗占国	徐安龙	高　扬	高　福
唐　宏	黄　波	曹雪涛	储以微	富　宁	路丽明
熊思东	魏海明				

序

　　科技创新是民族进步的灵魂，是国家兴旺发达的不竭动力。创新驱动发展战略，需要全社会的积极参与，这就意味着要以全球视野、新时代特征、科学精神去激发全民参与创新发展宏伟计划，唯有全民化的科普工作，才能烘托起创新氛围，助力高素质创新队伍建设，加快中国成为世界科技强国的步伐。

　　免疫学是生物医学领域的前沿学科，其与影响人类生命健康的重大疾病如肿瘤、传染病、自身免疫性疾病乃至器官移植等的发生发展和防治具有密切关系，并在生物医药产业发展中具有带动性和支柱性。免疫学所取得的创新性研究成果在人类健康史上发挥了举足轻重的作用，比如被誉为人类保护神的疫苗的研制和应用挽救了亿万人的生命，天花的消灭就是免疫学成果最好的应用。近年来癌症与炎症性自身免疫疾病的抗体疗法取得了重大突破，受到了医学界与生物产业界的极大关注。

　　中国免疫学工作者通过近二十年的不断努力与探索，在免疫学领域取得了一系列创新性研究成果，在国际学术杂志发表的免疫学论文数量居世界第二位，由此将中国免疫学的地位推升到世界前列，中国免疫学会也成为全世界会员人数最多的免疫学会。由于中国免疫学的国际影响力,国际免疫学会联盟决定 2019 年将在北京召开每三年一次的国际免疫学大会。可以说中国免疫学工作者的创新性研究和工作为中国医学事业的发展作出了突出贡献。虽然免疫学与各种疾病以及人类生活息息相关,但社会大众对于免疫学这一专业科学领域中的问题还存在诸多困惑,事关免疫学的社会问题也时有发生,比如"疫苗问题""魏则西事件"等。究其原因有多种,其中之一在于免疫学知识在大众中普及的程度不够。对大众就免疫学问题答疑解惑成为我国免疫学工作者义不容辞的责任和义务。

习近平总书记在 2016 年的"科技三会"上指出,"科技创新、科学普及是实现创新发展的两翼,要把科学普及放在与科技创新同等重要的位置。没有全民科学素质普遍提高,就难以建立起宏大的高素质创新大军,难以实现科技成果快速转化。"这一重要讲话,对于在新的历史起点上推动我国科学普及事业的发展,意义十分重大。中国免疫学会在秘书长曹雪涛院士、科普专业委员会主任委员于益芝教授的带领下,积极参与免疫学科普活动,体现了他们的社会责任心和担当。他们组织了以中国免疫学会科普专业委员会为班底的专家,历经多次讨论和思考，凝练出 300 个左右大众非常关心的有关免疫学的问题，用漫画辅以专家解读的形式给予答疑解惑，同时配以"健康小贴士"的方式从免疫学专家的角度给予大众的健康生活以科学的建议。编委会将从疾病的诊断、预防、治疗以及免疫学成果等多个方面编写出系列免疫学科普丛书（共 10 本）为大众普及免疫学知识。

感谢中国免疫学工作者的辛勤劳动！希望这一套科普丛书能够为中国人民的健康事业的发展做出应有的贡献。是为序。

十一届全国人大常委会副委员长

中国药学会名誉理事长

中国工程院院士

桑国卫

2017 年 10 月 22 日

目录

1 什么是免疫治疗

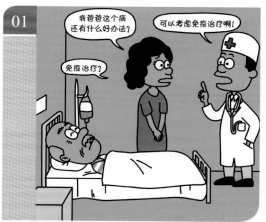

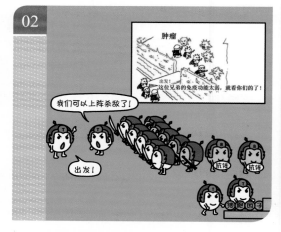

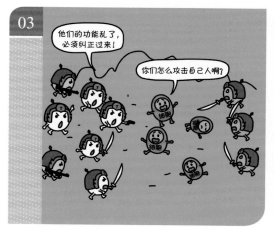

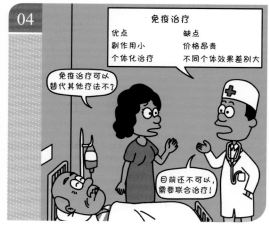

专家解读

免疫治疗可通过重塑患者及亚健康人群的免疫状态，使机体的免疫功能恢复或接近正常水平，从而维持机体的健康状态。对于感染、肿瘤、免疫缺陷等免疫功能低下的疾病，可通过特异性及非特异性免疫疗法增强机体的免疫力起到抗感染、抗肿瘤的作用；同时，免疫抑制疗法也能够使自身免疫性疾病、超敏反应、移植排斥等免疫功能亢进性疾病患者的免疫功能恢复正常水平，达到免疫平衡的理想状态。目前，免疫治疗主要包括特异性抗体、细胞治疗、细胞因子治疗及疫苗等。

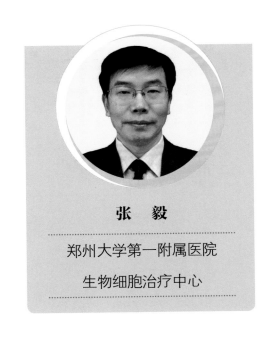

张　毅

郑州大学第一附属医院
生物细胞治疗中心

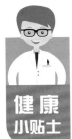

健康
小贴士

免疫治疗将广泛应用于预防和治疗感染、肿瘤、自身免疫性疾病等免疫功能异常的疾患，免疫治疗将开启人类疾病治疗的新篇章。

2 哪些方法属于免疫治疗

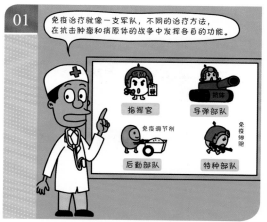

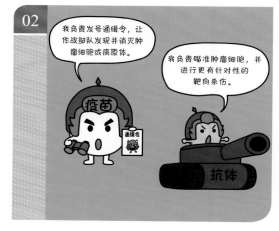

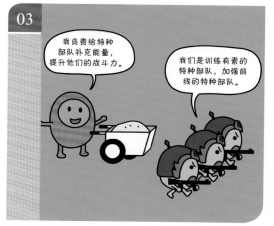

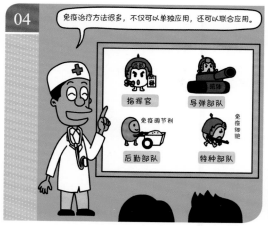

专家解读

免疫治疗是指针对机体低下或亢进的免疫状态，人为地增强或抑制免疫系统来治疗疾病的方式。其中，①疫苗是通过导入特异性抗原以发挥特异性抗肿瘤或病原体的方式。②抗体通过靶向识别来实现特异性杀伤作用。③免疫调节剂有免疫增强剂（如 IL-2）和免疫抑制剂（如环孢素 A），用来增强机体抗肿瘤或病原体的免疫功能，或抑制免疫功能以治疗自身免疫病及预防移植排斥反应。④免疫细胞治疗是通过输入经体外诱导、激活和扩增的免疫细胞以提高患者免疫力，达到预防和治疗疾病的目的。

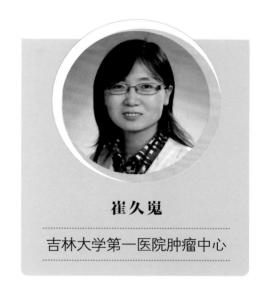

崔久嵬

吉林大学第一医院肿瘤中心

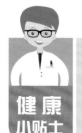

健康小贴士

免疫治疗的种类众多，需要根据不同的病情选择单独或联合应用相应的免疫治疗手段，从而达到治疗免疫紊乱相关疾病的目的。

3 哪些疾病可以应用免疫治疗

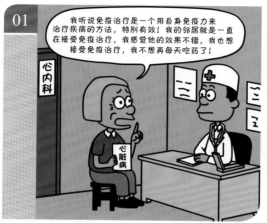

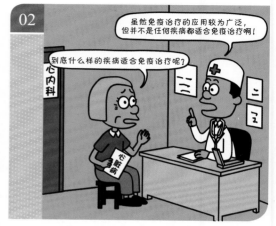

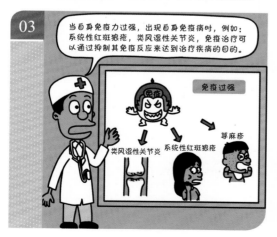

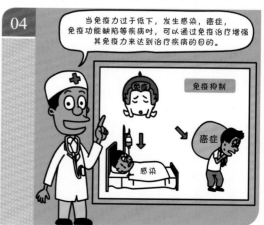

专家解读 🔍 ....

免疫治疗是指针对机体低下或亢进的免疫状态，人为地增强或抑制机体的免疫功能以达到治疗疾病目的的治疗方法。当机体免疫功能低下时，例如：癌症、免疫缺陷性疾病、感染等，临床多应用激活免疫治疗的方法。反之，若机体免疫功能过强，例如：器官移植、自身免疫病（系统性红斑狼疮、类风湿性关节炎等）、过敏等，多应用抑制性免疫治疗的方法。

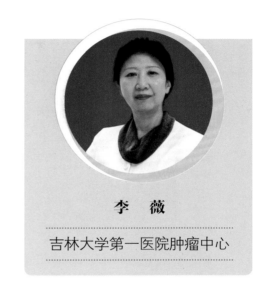

李 薇

吉林大学第一医院肿瘤中心

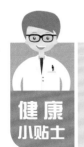

免疫治疗不是万能的，并不是所有疾病都适合免疫治疗。免疫治疗适用于免疫功能发生紊乱的疾病。

4 免疫治疗是怎么施行的

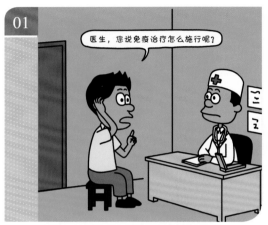

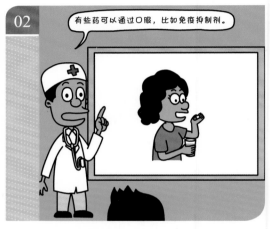

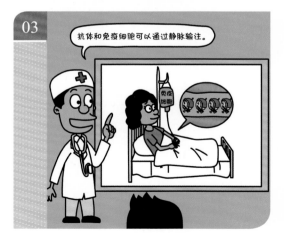

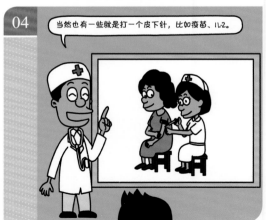

免疫治疗的施行方式多种多样，常见的有：口服、静脉给药、皮下注射，需要根据不同的治疗方法选择相应的给药方式。例如，一些免疫抑制剂需要口服给药，能直接经肠道吸收发挥作用；细胞治疗及抗体需通过静脉给药，直接进入血液循环发挥作用；大多数疫苗则需要采用皮下注射的方式，在淋巴结内激活相应的免疫细胞发挥作用。

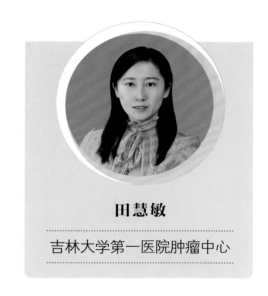

田慧敏

吉林大学第一医院肿瘤中心

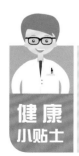

健康小贴士

免疫治疗的实施方式与常规治疗相似，根据不同的免疫治疗方法采用口服、静脉给药、皮下注射等方式实施。

5 免疫治疗安全吗

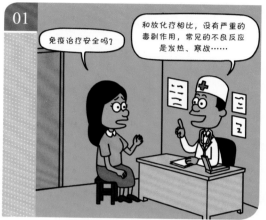

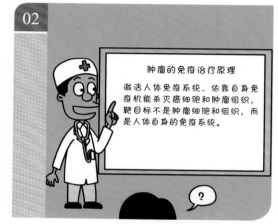

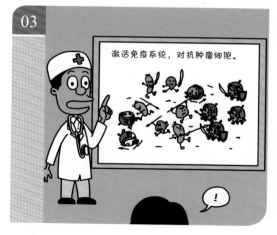

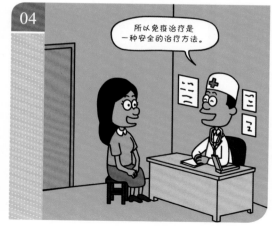

专家解读

细胞免疫疗法主要用于恶性肿瘤的治疗，通过利用现代技术将病人自己体内的免疫细胞提取出来，再对提取的细胞进行培养，使其数量成千倍增多，同时给每个免疫细胞添加识别肿瘤细胞的分子，制作成专门杀伤肿瘤细胞的"免疫细胞导弹"。和放化疗不同，将这些"免疫细胞导弹"回输至患者体内，能精确"瞄准"肿瘤细胞进行杀伤，却不会杀伤自身的正常细胞，同时，因为是自身细胞培养，很少出现过敏和免疫排斥反应，是一种安全有效的治疗恶性肿瘤的方法。

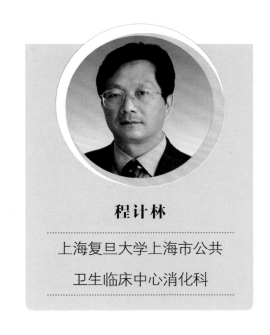

程计林

上海复旦大学上海市公共
卫生临床中心消化科

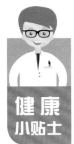

**健康
小贴士**

免疫细胞是人体的主要守护者，能及时清除有害因子的入侵，但在一些特殊情况下免疫细胞功能和数量会下降，不能很好地清除有害因子，比如恶性肿瘤，因此产生了免疫细胞疗法。

6 接受免疫治疗的患者应该注意什么

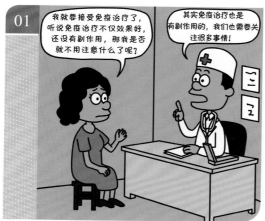

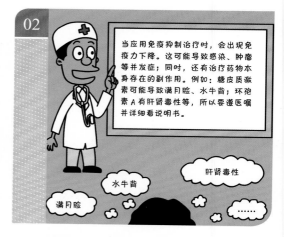

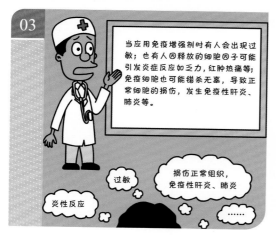

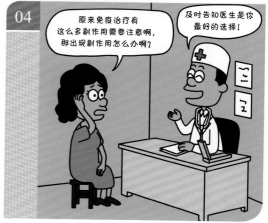

专家解读

免疫治疗是一个调节免疫平衡的治疗方式，在这过程中可能有副作用。接受免疫抑制治疗时，会出现免疫力下降，导致感染，肿瘤等并发症；同时，还有治疗药物本身带来的副作用。所以，要遵医嘱并详细看说明书。接受免疫增强治疗时，免疫治疗过程中释放大量的炎性因子，有些患者会出现过敏、发热、乏力等炎症反应，也可以发生脱靶效应伤及正常器官。当接受免疫治疗时，要密切观察自身变化，及时咨询医生。

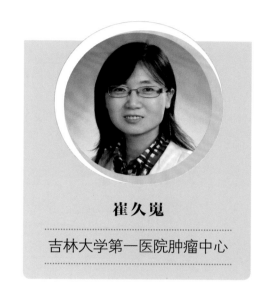

崔久嵬

吉林大学第一医院肿瘤中心

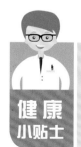

健康小贴士

免疫治疗也是有副作用的，免疫治疗时要详细了解可能出现的副作用并密切观察，出现不适时及时告知医生。

7 化疗、放疗、手术能不能与免疫治疗联合应用

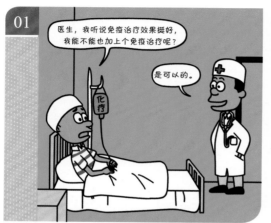

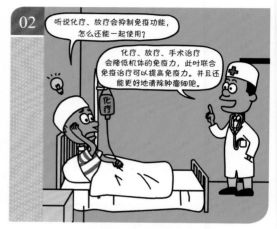

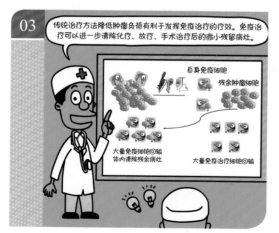

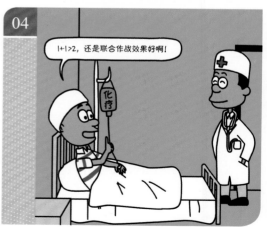

专家解读 🔍 ....

化疗、放疗、手术治疗会对机体造成一定创伤和打击，导致免疫功能低下，可以联合免疫治疗来提升机体抗肿瘤的能力。同时，这三种方法都能降低肿瘤负荷，减轻肿瘤对免疫系统的抑制作用，增强免疫治疗的疗效。并且，放化疗可以促进肿瘤抗原的释放，进一步激活抗肿瘤免疫反应，增强肿瘤细胞对免疫治疗的敏感性。免疫治疗可以进一步清除放化疗及手术治疗后的微小残留病灶。因此，三种传统治疗方法均可与免疫治疗联合应用，发挥协同的抗肿瘤作用。但如何更好地发挥疗效，仍需更多的临床试验来验证。

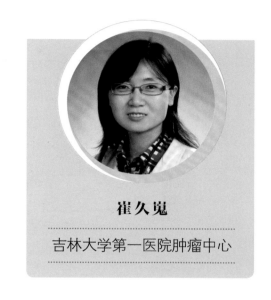

崔久觅

吉林大学第一医院肿瘤中心

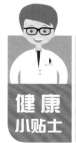

健康小贴士

放疗、化疗、手术治疗是传统的肿瘤治疗方法，三种方法均可与免疫治疗联合应用以取得更好的疗效。

8 为什么放化疗的疗效也和肿瘤患者的免疫功能有关

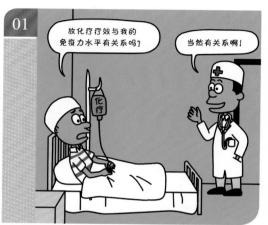

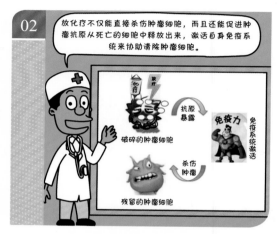

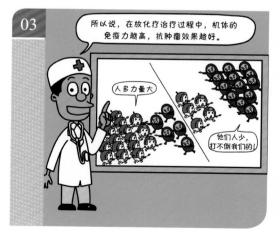

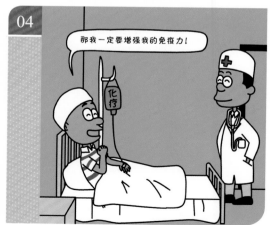

专家解读

放化疗能够直接破坏大部分肿瘤细胞，促进肿瘤抗原释放，自身免疫系统通过识别肿瘤抗原被激活，进一步杀伤肿瘤细胞。多数肿瘤经过放化疗后仍存在残留病灶，这些残留病灶的清除依赖于体内的免疫水平。因此，放化疗的疗效与自身的免疫水平密切相关。

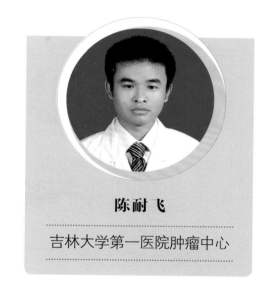

陈耐飞

吉林大学第一医院肿瘤中心

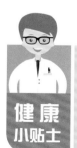

健康小贴士

放化疗的疗效依赖于体内的免疫水平，治疗过程中可通过调节心情、均衡饮食、适当活动、充足睡眠，甚至通过免疫治疗等方式提高免疫力以增加放化疗的疗效。

9 免疫治疗在癌症治疗中的角色如何

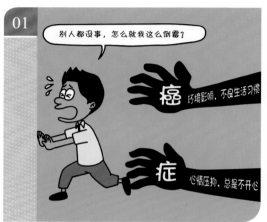

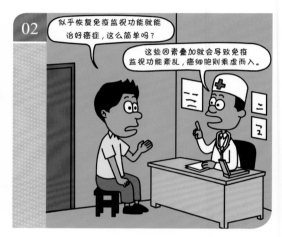

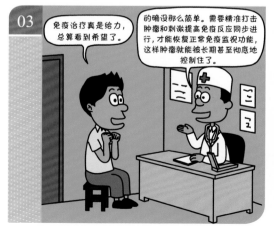

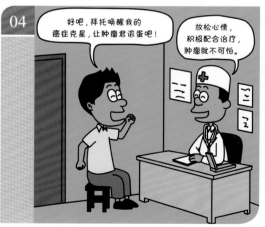

专家解读 🔍 ··

基因突变是生命体进化及适应内外环境不可或缺的一种本能，但基因突变的结果并非总是有益的，有时也会带来缺陷甚至致命性疾病。经过长期进化，人体免疫系统拥有了能够有效识别并清除或调控基因突变细胞的能力，使人体保持健康。肿瘤的发生和形成是人体免疫系统的这种功能缺失或下降而造成的。因此，免疫治疗正逐渐成为整个肿瘤治疗体系中的基石或核心角色。

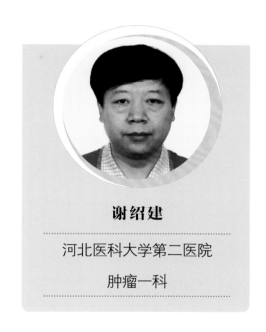

谢绍建

河北医科大学第二医院

肿瘤一科

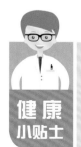

健康小贴士

通过下丘脑－垂体－胸腺轴，不良精神心理状态会对机体免疫系统产生负向调节，导致免疫功能缺陷及紊乱。因此，保持良好的精神心理状态和健康的生活方式是预防肿瘤发生的重要措施。

10 提高免疫力真的能够治疗肿瘤吗

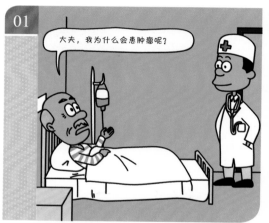

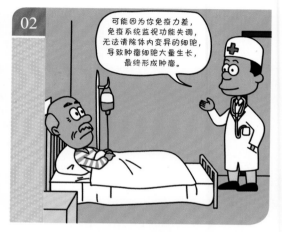

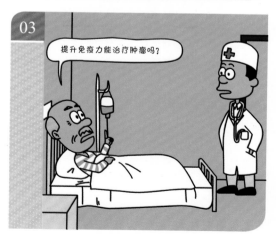

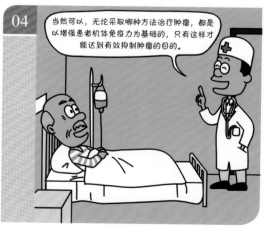

专家解读 🔍 ⋯⋯⋯⋯⋯⋯⋯⋯⋯⋯⋯⋯⋯⋯⋯⋯⋯⋯⋯⋯⋯⋯⋯⋯⋯⋯⋯⋯

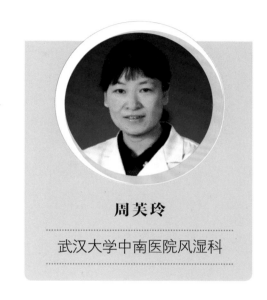

　　免疫是机体识别和清除微生物等外来抗原物质和自身变性物质的一系列保护反应，简单地说，就是人体抵抗疾病的一种能力。人体的免疫力与肿瘤的发生、转移及复发有着密切的关系。现代医学证明肿瘤患者免疫系统功能失调，无法清除体内变异的细胞，导致肿瘤细胞大量增长。癌症患者在没有接受任何治疗或者少数治疗的情况下也有自愈现象，免疫系统的功能恢复是癌症自然消退的主要原因。

周芙玲

武汉大学中南医院风湿科

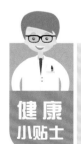

健康小贴士

　　许多食物或药物能够提高机体免疫力，从而整体改善机体内环境紊乱的状态，发挥抗肿瘤作用。因此，以增强患者机体免疫力为基础，有望达到有效抑制肿瘤的目标。

11 为什么免疫细胞不能完全杀死肿瘤

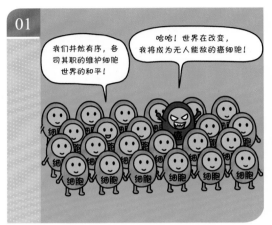

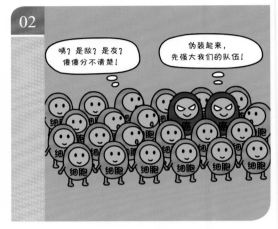

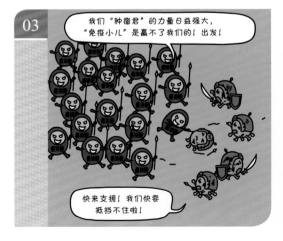

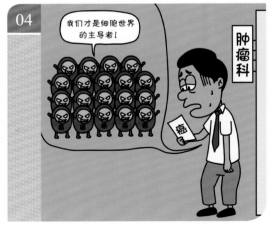

专家解读

当体内正常细胞发生癌变时，机体免疫系统能够识别并通过免疫细胞特异地清除这些"非己"细胞。然而，当癌细胞表面抗原缺失、调变或机体免疫功能障碍或低下时，癌细胞可通过多种机制逃避免疫系统的识别和攻击，在体内迅速增殖，形成肿瘤。

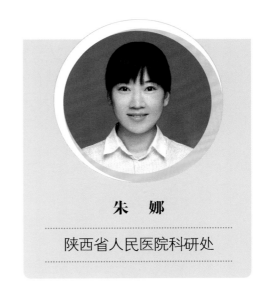

朱 娜

陕西省人民医院科研处

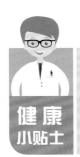

健康小贴士

癌症与日常生活习惯息息相关，预防大于治疗，只要我们坚持运动、健康饮食、生活规律，就会降低患癌风险。

12 肿瘤治疗完全缓解后为什么会复发

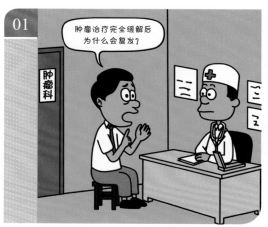

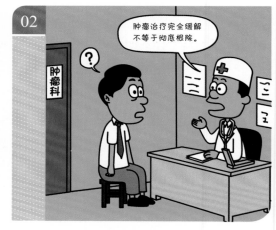

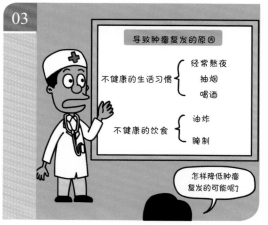

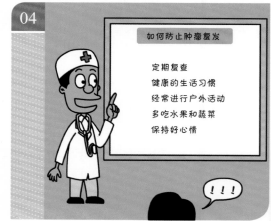

专家解读

"肿瘤治疗完全缓解"是指所有可见病变完全消失并至少维持 4 周或所有的症状、体征完全消失至少 4 周。肿瘤治疗完全缓解不等于疾病彻底根治。因此，不管有没有症状，患者都要定期复查。如果患者不进行定期复查，同时伴有免疫力低下以及不健康的生活方式，就会大大增加肿瘤复发的几率。

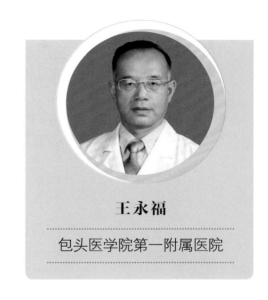

王永福

包头医学院第一附属医院

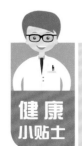

健康小贴士

肿瘤治疗完全缓解后，一定要定期复查，同时避免引起免疫力低下的因素。最重要的是改善过去不健康的生活方式，保持良好的心态。

13 肿瘤患者如何进行免疫康复

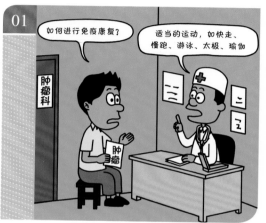

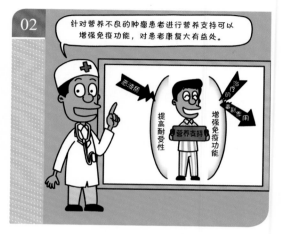

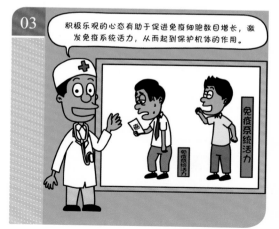

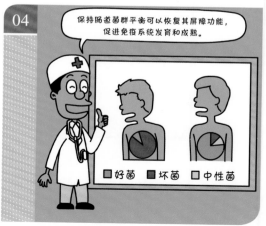

专家解读 🔍 ··

2006 年，世界卫生组织第一次提出，癌症是一种可防可控的慢性疾病，随着癌症治疗技术的不断提高，传统"谈癌色变"的观念，已被"与肿瘤和平共处"的现代理念所代替。

（1）适当的运动：运动可以改善患者的食欲和睡眠，缓解患者悲观失望的情绪。

（2）营养支持：增加营养具有免疫调控、保护胃肠功能、改善病人生存质量的作用。

（3）积极乐观的心态：乐观的心态有助于促进免疫细胞数目增多，激发免疫活力，有助于自身抗肿瘤。

（4）保持肠道菌群的平衡：维持肠道菌群的平衡有助于促进免疫系统发育和成熟。

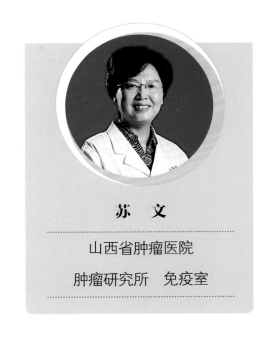

苏 文

山西省肿瘤医院

肿瘤研究所　免疫室

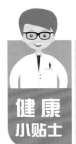

健康小贴士

肿瘤患者应该养成良好的生活习惯，起居规律、劳逸结合、饮食均衡、力戒不良生活嗜好，确保免疫系统处于良好的运行状态。

14 随着免疫学的研究不断进步，未来肿瘤可以被攻克吗

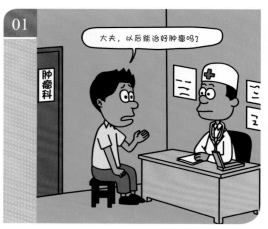

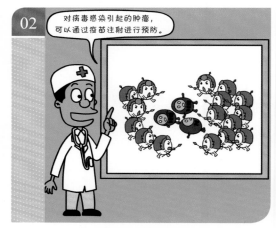

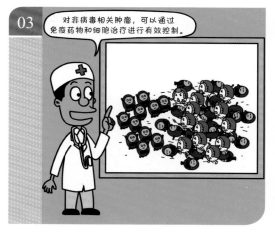

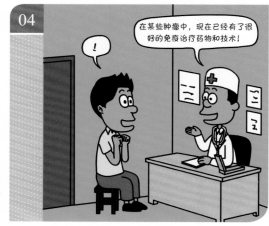

专家解读

肿瘤的发病机制非常复杂。对于病毒感染引起的肿瘤，可以通过免疫疫苗注射进行预防，乃至彻底避免肿瘤发生。而非病毒相关的肿瘤，主要是由基因突变累积引发。对此类肿瘤来说，虽然不能彻底避免肿瘤发生，但是可以利用免疫药物和细胞治疗进行有效控制。随着免疫学的发展，我们将不再谈癌色变，而是把肿瘤作为慢性病对待。

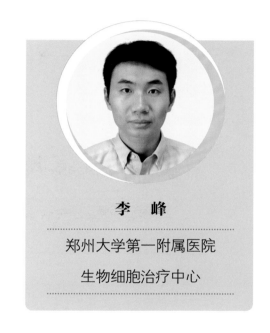

李　峰

郑州大学第一附属医院

生物细胞治疗中心

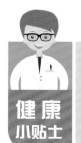

健康
小贴士

健康的生活方式与乐观的心态有助于保持自身免疫系统的正常运行，对防止肿瘤发生大有好处。此外，易感人群积极注射相关疫苗能够有效预防某些肿瘤的发生。

15 您知道 Emily 与 CAR-T 细胞治疗的故事吗

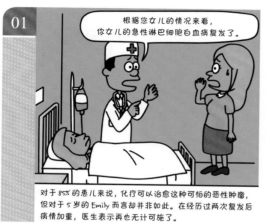

对于 85% 的患儿来说，化疗可以治愈这种可怕的恶性肿瘤，但对于 5 岁的 Emily 而言却并非如此。在经历过两次复发后病情加重，医生表示再也无计可施了。

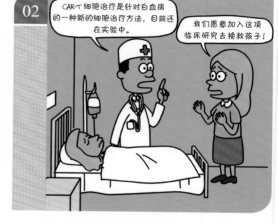

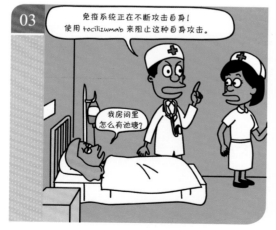

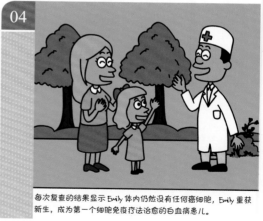

每次复查的结果显示 Emily 体内仍然没有任何癌细胞，Emily 重获新生，成为第一个细胞免疫疗法治愈的白血病患儿。

专家解读 🔍

随着对免疫系统研究的深入，免疫疗法已经成为人类未来对抗癌症的新希望。CAR-T 疗法是近年来最有前景的肿瘤免疫疗法之一。简单地讲，CAR-T 疗法是通过采集患者的免疫细胞（T 细胞），经特定肿瘤抗原修饰、培养后回输至患者体内以达到靶向性杀灭肿瘤细胞的目的。越来越多的临床研究结果显示：CAR-T 疗法在难治 / 复发性白血病及淋巴瘤等肿瘤的治疗中表现出了惊人的疗效，并在实体瘤中也初步验证了疗效。

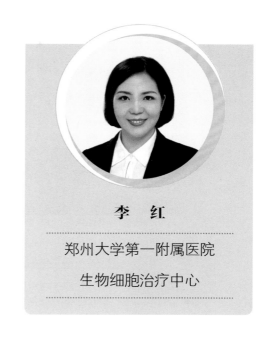

李　红

郑州大学第一附属医院
生物细胞治疗中心

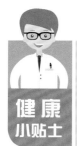

健康小贴士

我们体内都有一个保护神——免疫系统，他像分工合作的精密军队，昼夜不停地保护着我们的健康，及时发现并有效清除病毒、细菌甚至癌变细胞。因此，研发增强免疫功能的细胞治疗技术例如 CAR-T 技术，能更加有效、特异地杀伤肿瘤细胞。个体化、精准化的免疫细胞治疗将是未来肿瘤治疗最有前景的基础研究及临床应用的方向之一。

16 您知道卡特总统和 Keytruda 的故事吗

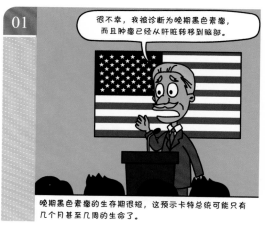

01 很不幸，我被诊断为晚期黑色素瘤，而且肿瘤已经从肝脏转移到脑部。

晚期黑色素瘤的生存期很短，这预示卡特总统可能只有几个月甚至几周的生命了。

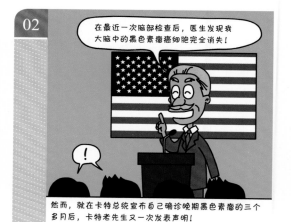

02 在最近一次脑部检查后，医生发现我大脑中的黑色素瘤癌细胞完全消失！

然而，就在卡特总统宣布自己确诊晚期黑色素瘤的三个多月后，卡特老先生又一次发表声明！

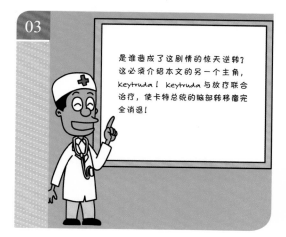

03 是谁造成了这剧情的惊天逆转？这必须介绍本文的另一个主角，Keytruda！Keytruda 与放疗联合治疗，使卡特总统的脑部转移瘤完全消退！

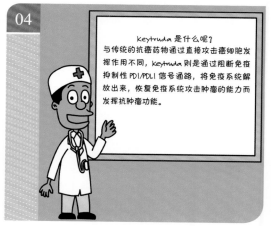

04 Keytruda 是什么呢？
与传统的抗癌药物通过直接攻击癌细胞发挥作用不同，Keytruda 则是通过阻断免疫抑制性 PDI/PDLI 信号通路，将免疫系统解放出来，恢复免疫系统攻击肿瘤的能力而发挥抗肿瘤功能。

专家解读 🔍

专家解读：Keytruda 是抗 PD-1 分子的抗体。在正常机体内，PD-1 主要表达在活化的免疫细胞上，PD1 和 PDL1 是一对，就像钥匙和锁的关系。他们结合后可对机体免疫系行使"刹车"功能，就是可向免疫细胞传递抑制性信号，抑制免疫细胞活性，防止免疫系统反应过强以至于伤害自体，从而维持机体的免疫平衡。肿瘤细胞非常狡猾，他们可通过上调 PDL1 的表达，利用 PD1/PD-L1"刹车系统"来抑制免疫细胞功能，逃避免疫系统对他们的识别和杀伤，不断实现自我发展壮大，使得肿瘤不断进展。而 Keytruda 与免疫细胞上的 PD1 结合后，肿瘤细胞上表达的 PDL1 失去了与 PD1 结合的机会，相当于松开了"刹车系统"，使免疫细胞功能得到恢复，可重新杀伤肿瘤细胞并实现对肿瘤的有效控制。

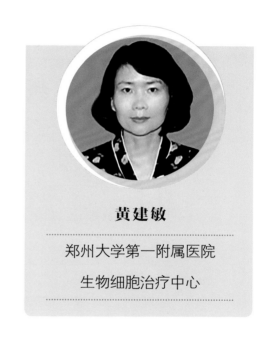

黄建敏

郑州大学第一附属医院
生物细胞治疗中心

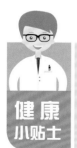

健康小贴士

Keytruda 虽然疗效神奇，但并不是对所有肿瘤患者都有效。治疗之前必须经过相关检测，并在专业医生的指导下进行应用。

17 精神抑郁会导致免疫功能低下吗

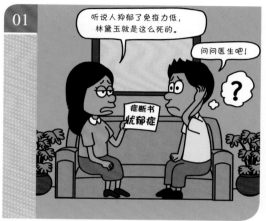

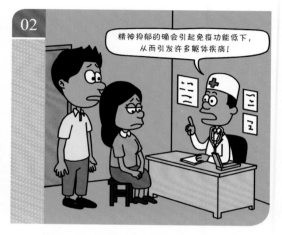

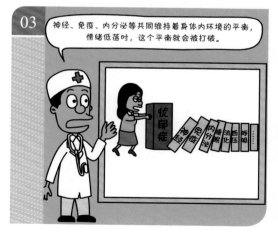

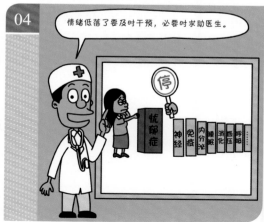

专家解读

人的情绪处于愉悦状态时，可以通过副交感神经释放乙酰胆碱，作用于免疫细胞上的胆碱能受体，增强人体免疫力；也可通过促进下丘脑肽类激素的分泌，作用于免疫细胞的肽类受体，同样可以增强人体免疫力。反之，情绪低落或精神过度紧张时，会通过交感神经释放大量儿茶酚胺，作用于免疫细胞上儿茶酚胺受体，降低机体免疫力；或通过脑—垂体—肾上腺皮质系统释放糖皮质激素，引起免疫力降低。而免疫力低下会产生某些心身疾病。

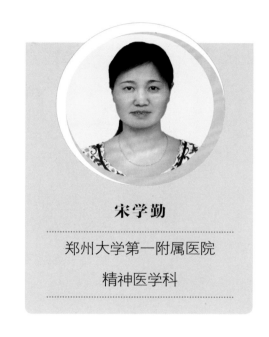

宋学勤

郑州大学第一附属医院

精神医学科

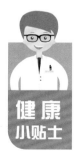

健康
小贴士

保持良好的心态和愉悦的心情，有利于增强人体免疫力；各种原因导致情绪低落时，要学会自我调节，找到适合自己的方式，合理排解不良情绪，严重的要及时到医院精神心理科就诊。

18 免疫治疗对精神心理异常有效吗

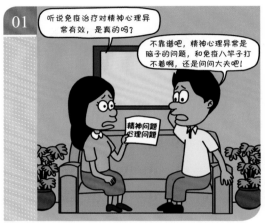

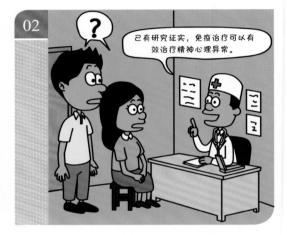

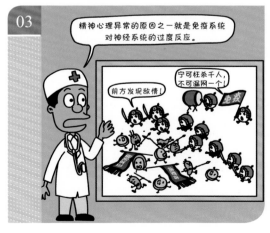

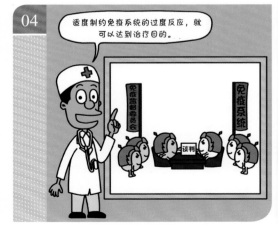

专家解读

神经系统炎症是中枢神经系统免疫反应的结果，涉及中枢神经系统先天免疫系统、血脑屏障和外周免疫系统之间复杂的相互作用。对精神分裂症、双相障碍等疾病，常规治疗联合免疫调节治疗能更快改善症状，但相关治疗的利弊关系未完全确定，仍有一些尚处于研究层面，临床应用需谨慎，有待于获得充分的研究证据。所以，治疗方法的选用要遵照医生的意见。

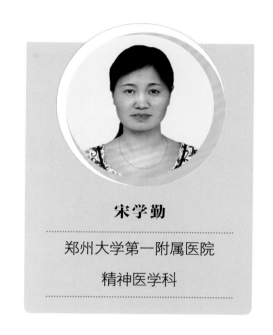

宋学勤

郑州大学第一附属医院

精神医学科

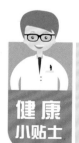

健康
小贴士

对某些用常规治疗方案效果不理想的病人来说，可以尝试联合免疫治疗。越来越完善的免疫治疗方案正在研究当中，相信在不久的将来一定会给精神心理疾病患者带来更多福音。

19 好心情能治病吗

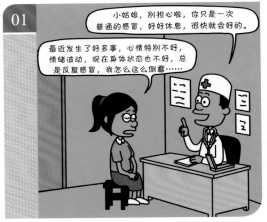

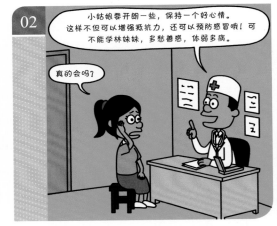

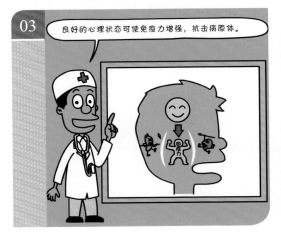

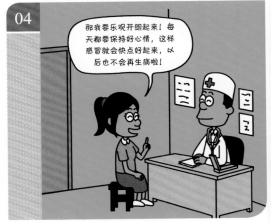

专家解读 🔍

人的情绪、内分泌、免疫功能相互影响，良好的心理状态可直接增强免疫力，也可通过调控激素的释放间接提高人体免疫力，不但能发挥抗击病原体的作用，还可以防治糖尿病、冠心病、肿瘤等慢性疾病。所以，良好的心理状态，或者简单说，好心情，不仅可以帮助疾病快速康复，还可以降低患病的风险。

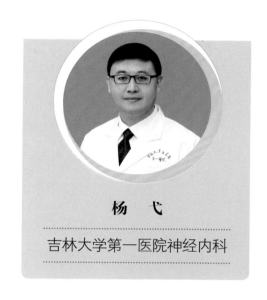

杨 弋

吉林大学第一医院神经内科

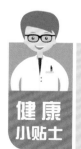

健康小贴士

好心情可以增强免疫功能，而坏心情则可削弱免疫功能，增加人体对疾病的易感性。积极的情绪调节和适当的情感宣泄能够缓解创伤或压力事件对免疫功能的消极影响。所以，好心情是健康的重要保护伞。

20 自身免疫性疾病可以应用免疫治疗吗

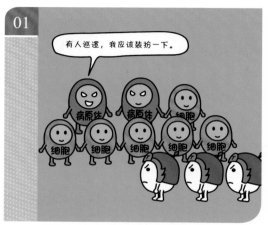

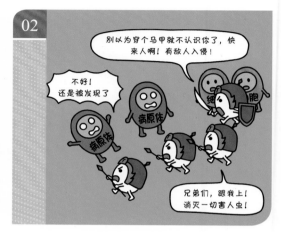

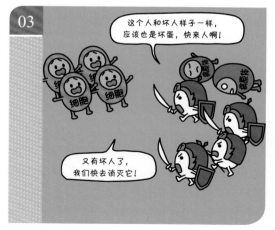

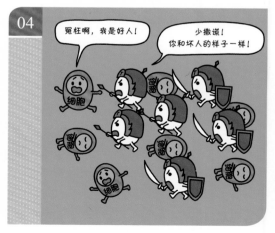

专家解读

在人体内，免疫平衡的维系需要一系列免疫细胞和免疫分子的参与，他们相互作用、相互影响，组成一个相对平衡的网络，在调节免疫的过程中一个或者多个环节出现紊乱，就可以发生自身免疫疾病。针对于疾病发展过程的某一个或者多个关键点进行靶向免疫治疗已得到广泛应用，基因治疗、干细胞、淋巴细胞、抗原提呈细胞、信号传递和细胞代谢等环节的更多靶向"免疫治疗"必然会带来自身免疫病治疗的革命。

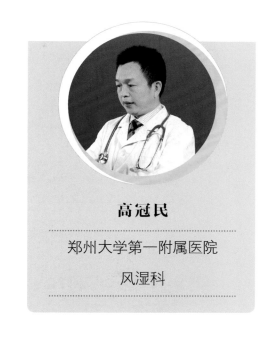

高冠民

郑州大学第一附属医院

风湿科

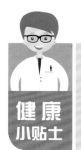

健康
小贴士

自身免疫性疾病的治疗原则：①使用免疫抑制剂；②抗炎疗法；③细胞因子治疗调节；④特异性抗体治疗；⑤口服自身抗原—耐受。在生活中保持愉悦心情、避免和防治感染等能有效预防疾病的发生，对于已发病患者，针对其发病过程的靶向"免疫治疗"将给患者带来新希望。

21 免疫治疗在自身免疫系统疾病中的治疗方式有哪些呢

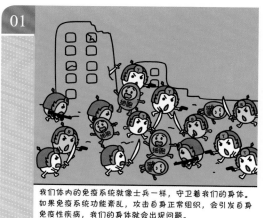

我们体内的免疫系统就像士兵一样，守卫着我们的身体。如果免疫系统功能紊乱，攻击自身正常组织，会引发自身免疫性疾病，我们的身体就会出现问题。

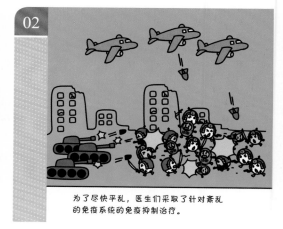

为了尽快平乱，医生们采取了针对紊乱的免疫系统的免疫抑制治疗。

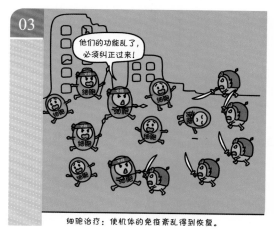

细胞治疗：使机体的免疫紊乱得到恢复。

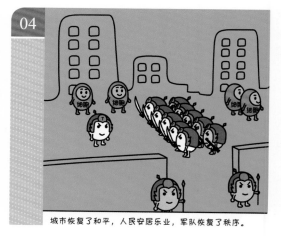

城市恢复了和平，人民安居乐业，军队恢复了秩序。

专家解读 🔍 . . . .

如果免疫系统功能紊乱，攻击自身正常组织，会引发自身免疫性疾病。为了控制这些异常的免疫反应，医师会使用免疫抑制剂，还可以通过针对性更强的免疫治疗来控制疾病的发展。

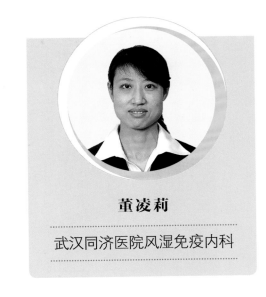

董凌莉

武汉同济医院风湿免疫内科

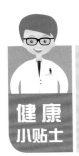

一旦确诊为自身免疫性疾病，请尽快到正规医院的风湿免疫科就诊。医生会根据患者的具体情况，选择最合适的治疗方式。

22 免疫治疗对类风湿关节炎有效吗

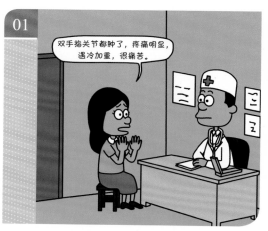

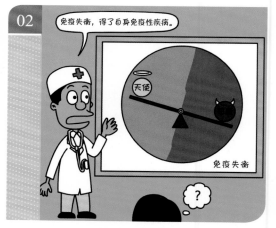

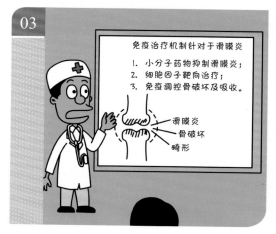

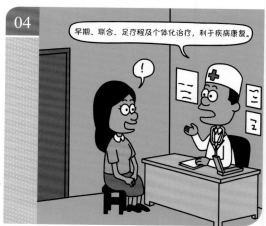

专家解读 🔍 ··

类风湿关节炎（rheumatoid arthritis，RA）是一种常见的累及多关节炎症反应的自身免疫性疾病，可见手指、腕、膝等关节的疼痛、肿胀及活动受限。RA致病机制包括免疫失衡，调节功能紊乱，淋巴细胞及补体的活化，细胞因子的释放，最终引起滑膜炎，侵蚀骨结构，造成关节残毁。应用免疫抑制剂如甲氨蝶呤、来氟米特等，以及生物制剂针对细胞因子的靶向治疗，对RA具有良好的控制作用，降低了异常免疫炎性反应，达到控制病情、改善预后的作用。

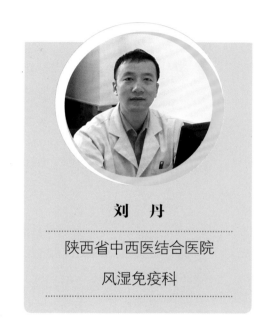

刘 丹

陕西省中西医结合医院

风湿免疫科

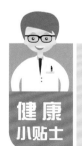

健康小贴士

类风湿关节炎，是自身免疫疾病的一种，确诊需要进行免疫学如类风湿因子等的检测。确诊的类风湿关节炎必须接受正规、足疗程的免疫治疗。一旦漏诊和误诊可能会造成患者的终身残疾和病痛。

23 免疫治疗能用于器官移植后的治疗吗

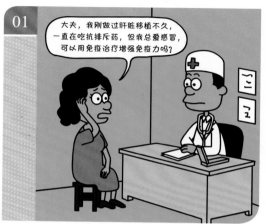

01 大夫，我刚做过肝脏移植不久，一直在吃抗排斥药，但我总爱感冒，可以用免疫治疗增强免疫力吗？

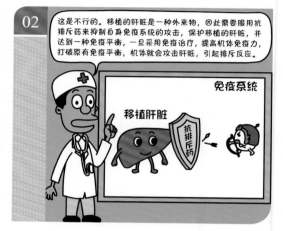

02 这是不行的。移植的肝脏是一种外来物，因此需要服用抗排斥药来抑制自身免疫系统的攻击，保护移植的肝脏，并达到一种免疫平衡，一旦采用免疫治疗，提高机体免疫力，打破原有免疫平衡，机体就会攻击肝脏，引起排斥反应。

移植肝脏　抗排斥药　免疫系统

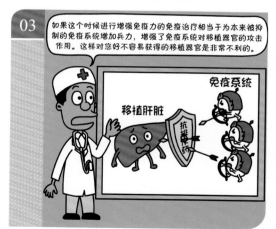

03 如果这个时候进行增强免疫力的免疫治疗相当于为本来被抑制的免疫系统增加兵力，增强了免疫系统对移植器官的攻击作用。这样对您好不容易获得的移植器官是非常不利的。

移植肝脏　抗排斥药　免疫系统

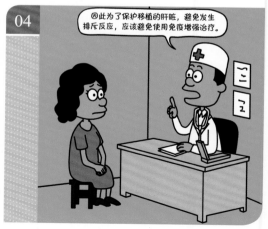

04 因此为了保护移植的肝脏，避免发生排斥反应，应该避免使用免疫增强治疗。

专家解读 🔍 ....

各种原因引起的肝脏疾病发展到晚期危及生命时，采用外科手术的方法，切除已经失去功能的病肝，然后把一个有生命活力的健康肝脏植入人体内，挽救濒危患者生命，这个过程就是肝移植。肝移植术是治疗终末期肝病的重要技术，可以使晚期肝病患者在绝境中重获新生。移植肝脏对于患者的免疫系统来说是外来物，会激发免疫排斥反应，为了保护移植肝脏免受排斥，需要长期使用免疫抑制药物，以达到免疫平衡的状态。而应用增强免疫力的免疫治疗会打破这一状态，引起机体免疫系统对移植器官的排斥反应。

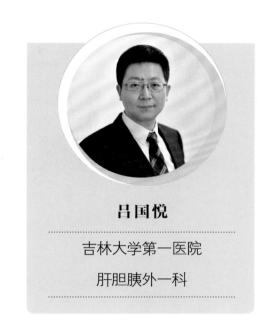

吕国悦

吉林大学第一医院

肝胆胰外一科

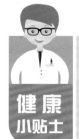

健康
小贴士

对于器官移植的患者不能应用免疫治疗来增强自身免疫力，以防止移植器官被排斥。

24 调控免疫力可以减少过敏性疾病的发生吗

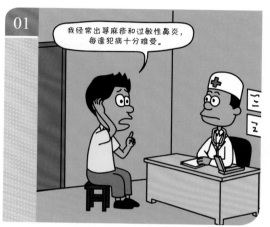

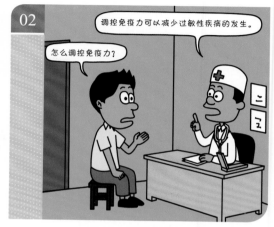

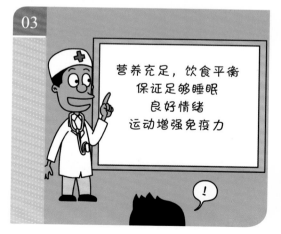

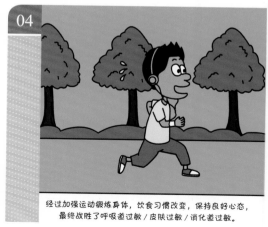

经过加强运动锻炼身体，饮食习惯改变，保持良好心态，最终战胜了呼吸道过敏／皮肤过敏／消化道过敏。

专家解读 🔍 ··

增强免疫力可减少疾病的发生，避免许多看病难、生病痛苦和经济损失，甚至亡命之灾，对过敏性疾病更有积极的现实意义。人体多数疾病与免疫失调有关，病原体在免疫力低下的情况时才促使发病。其实最好的医生就是自身的免疫系统，人体内可生成多种不同类型的抗体，健康人遇到病原体，免疫系统产生出所需抗体去防治过敏性疾病，且无副作用。

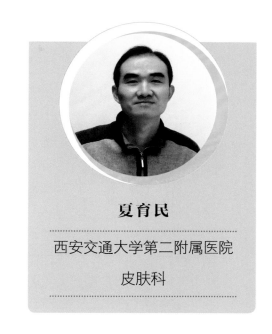

夏育民

西安交通大学第二附属医院

皮肤科

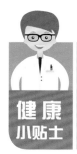

健康小贴士

增强免疫力应注意以下几个方面：①注意饮食调控，营养充足，饮食平衡，应常吃富含维生素、硒、锌、铁微量元素的食物，多糖类也是免疫调节剂，能刺激免疫功能的恢复；②运动增强免疫力；③保证足够睡眠，注意劳逸结合；④保持良好情绪，注意心态平衡；⑤注意克服对免疫力不利的因素，如避免沙尘、粉尘、油漆等理化因素的污染。

25 血液肿瘤患者造血干细胞移植后能做免疫治疗吗

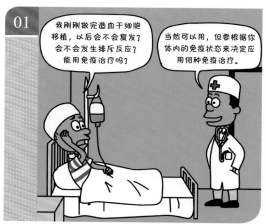

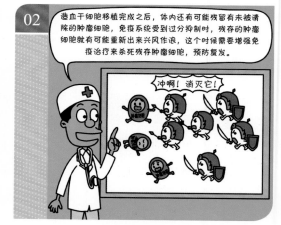

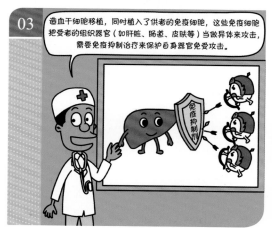

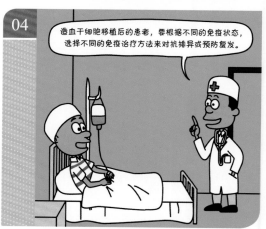

专家解读 🔍 ···

造血干细胞移植是根治血液肿瘤的重要手段。异体造血干细胞移植不仅植入了供者的造血干细胞恢复正常造血功能，同时也植入了供者的免疫细胞重建免疫系统。供者的免疫细胞可以清除残留的肿瘤细胞，但另一方面也会攻击宿主的正常组织器官，发生移植物抗宿主病。针对两种不同的情况，应采用不同的免疫治疗方案来增强免疫系统功能防止复发或抑制免疫功能，对抗移植物抗宿主病。

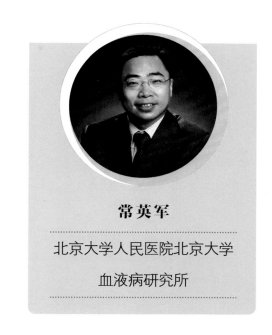

常英军

北京大学人民医院北京大学

血液病研究所

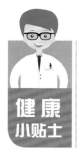

健康小贴士

造血干细胞移植后应该针对不同的机体免疫状态，选择免疫抑制治疗防治移植物抗宿主病，或选择免疫增强治疗清除残余肿瘤以预防复发。

26 细胞免疫治疗与干细胞治疗一样吗

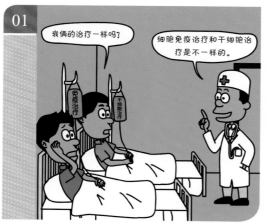

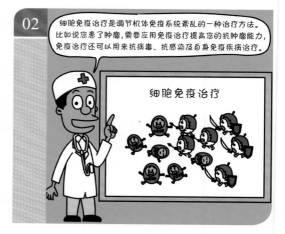

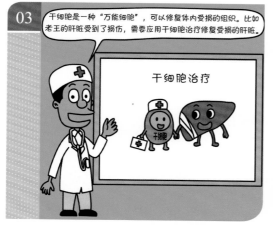

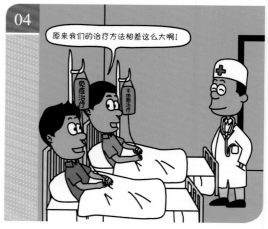

专家解读

免疫治疗是指针对机体低下或者亢进的异常免疫状态，人为地增强或抑制机体的免疫功能来治疗疾病的一种方法。而干细胞治疗是利用具有再生和多向分化潜能的干细胞来修复损伤的组织或器官的治疗。两种治疗方法的作用机制和治疗目的不同，需要根据具体的疾病来选择相应的治疗方法。

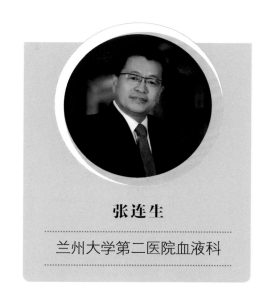

张连生

兰州大学第二医院血液科

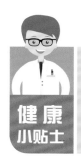

健康小贴士

免疫治疗和干细胞治疗是两种不一样的治疗方法，不能相互替代。

27 营养品能帮助免疫治疗吗

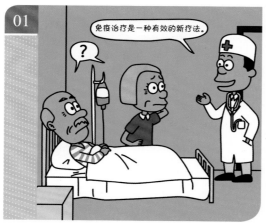

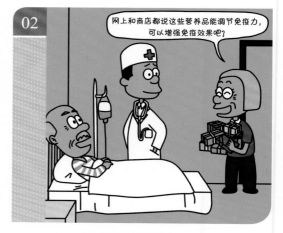

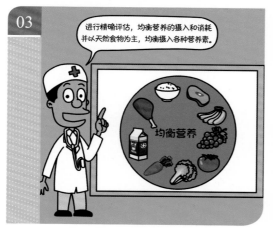

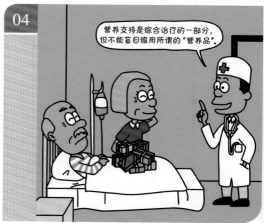

专家解读 🔍 ···

广义的免疫治疗是指通过诱导增强或抑制免疫应答来对抗疾病的治疗方式。例如，通过激活自身的免疫系统来增强机体的抗肿瘤或抗病毒能力。相反，通过抑制异常活化的免疫应答可以治疗自身免疫病，或是利用免疫抑制剂防止器官移植的排斥反应。因此，免疫治疗的机制是蛮复杂的，建议患者在免疫治疗期间，不要随便吃所谓的"营养品"干扰免疫系统，否则花了钱，不仅没帮助，反而加重病情。

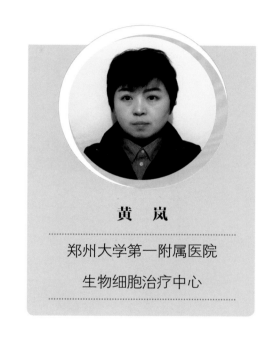

黄 岚

郑州大学第一附属医院

生物细胞治疗中心

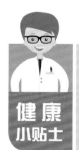

健康
小贴士

维持营养健康最重要的是平衡饮食，注重天然食品营养的搭配和摄入。各种补充营养的制剂需在营养师和医生的指导下才能服用。

哪些食物可以增强患者免疫治疗的效果

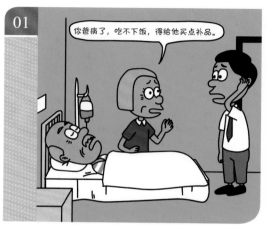

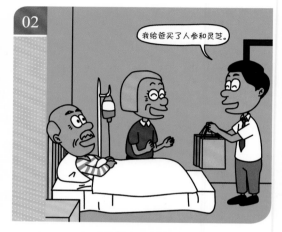

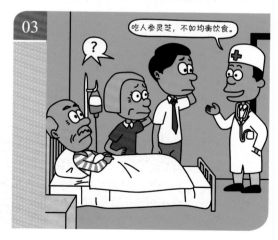

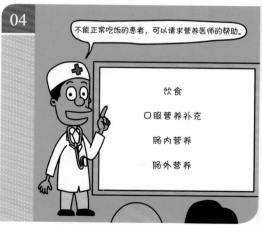

专家解读 🔍 ···

人参、灵芝等补品中含有的人参皂苷、灵芝多糖等虽然能够在一定程度上对人体的免疫功能产生影响，但均衡营养才是决定免疫力的关键。米面粮食为人体提供大量的能量，能量是维持各种生命活动的动力；肉蛋奶为人体提供丰富的蛋白质，蛋白质是免疫系统的物质基础；蔬菜水果含有丰富的维生素和矿物质，维生素和矿物质是维持生命活动所必需的，某些维生素和矿物质能够促进免疫功能；蔬菜水果和菌类中还含有植物化学物，植物化学物能够调节免疫功能，人参皂苷和灵芝多糖就属于植物化学物。

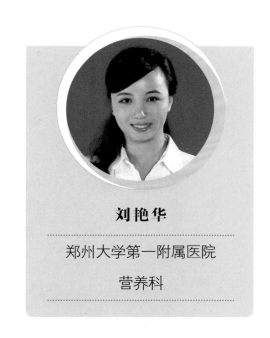

刘艳华

郑州大学第一附属医院

营养科

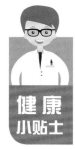

健康小贴士

中国营养学会推荐成人每日食物摄入量为：谷薯类：250～400克，蔬菜类：300～500克，水果类：200～350克，畜禽类：40～75克，水产品：40～75克，蛋类：40～50克，奶类：300克，大豆及坚果类：25～35克。如果出现吞咽、消化、吸收障碍，可以寻求营养医师的帮助。

29 好的生活习惯对免疫治疗有帮助吗

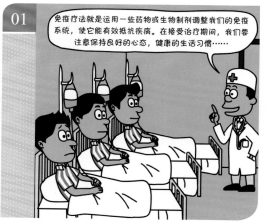

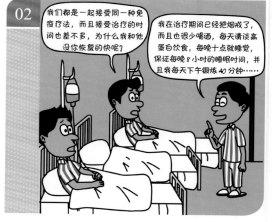

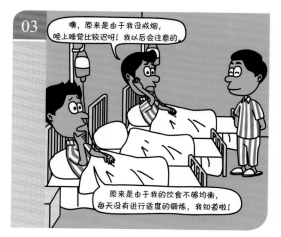

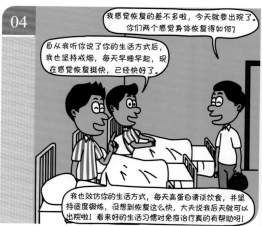

专家解读

免疫治疗是指利用免疫学原理，针对疾病的发生机制，人为地干预和调整人体的免疫功能，达到治疗疾病目的所采取的措施。健康的生活方式有助于人体基本免疫物质的形成，增强机体的免疫力，在此基础上，免疫治疗才有"用武之地"，才能取得更好的疗效。

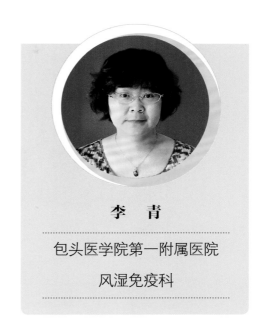

李 青

包头医学院第一附属医院

风湿免疫科

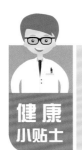

健康小贴士

我们提倡接受免疫治疗的人均衡饮食，加强锻炼身体，消除思想负担，尽量保持愉快的心情，保证每天充足的睡眠。此外，争取戒烟，尽量远离污染物。

30 哪些人不可以使用免疫治疗

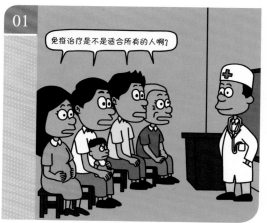

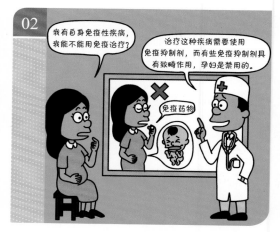

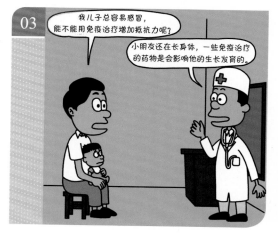

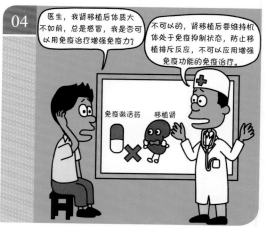

专家解读 🔍 ··

已有证据显示一些免疫抑制剂有生殖毒性和影响生长发育的副作用，会导致胎儿畸形、影响幼儿正常的生长发育。因此，孕妇和幼儿要禁用此类药物；另外，还有一些免疫治疗尚无应用于孕妇和儿童的经验，不清楚其影响，因此建议此类人群慎用；使用免疫抑制治疗的患者比如器官移植术后患者，自身免疫性疾病患者等不宜使用免疫增强剂，以免加重移植排斥反应和促进病情进展。

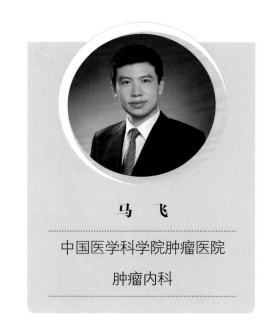

马 飞

中国医学科学院肿瘤医院

肿瘤内科

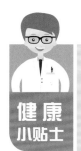

健康
小贴士

不是所有人都适合免疫治疗，需要根据具体情况咨询医生。

31 免疫治疗一辈子只做一次就行吗

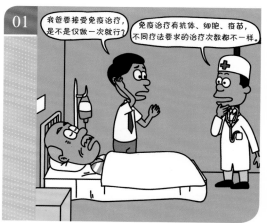

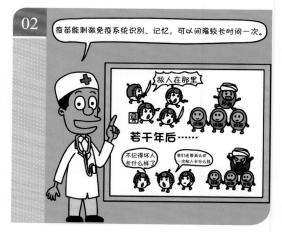

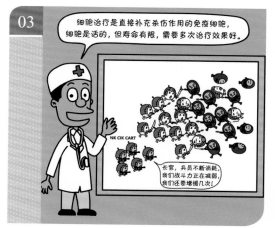

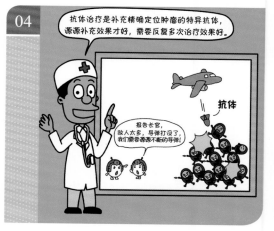

专家解读 🔍 ···

疫苗能刺激免疫系统识别、记忆和产生抗体或特异性免疫细胞，可以用于预防感染和治疗肿瘤。多数疫苗不能一次接种就有效，且不同疫苗产生免疫记忆的时间不同，常需间隔一段时间再次接种。

细胞治疗常用在恶性肿瘤中，将活化的免疫细胞（如 T 细胞、NK 细胞）直接输入患者体内杀伤肿瘤。活化的细胞在体内存活时间有限，需要多次输注才能发挥更好的疗效。

抗体是免疫球蛋白，能够特异性识别并结合病原体或肿瘤。抗体输注后在体内消耗、代谢，只在一段时间内发挥作用，需要多次输注效果才好。

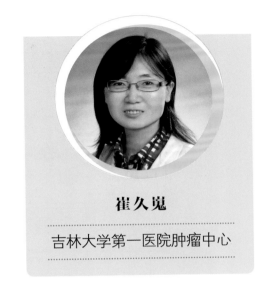

崔久觅

吉林大学第一医院肿瘤中心

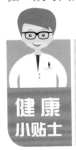

健康小贴士

免疫治疗的方法多样，适用的疾病多种（包括肿瘤、感染和自身免疫疾病），很多尚在探索阶段。不同免疫疗法在不同疾病中所需次数多少不一，很少能通过一次免疫治疗而终身防治某种疾病的，在使用时一定要咨询专业的医生，按需按疗程完成才好。

免疫疗法可以治疗慢性肝炎吗

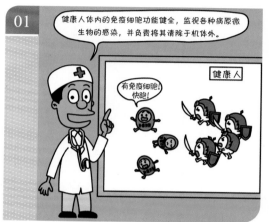

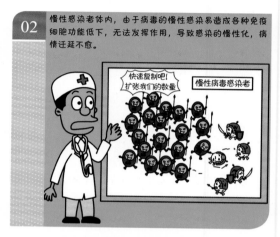

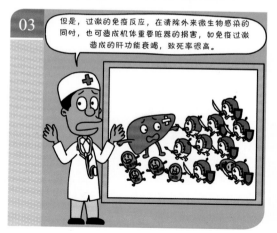

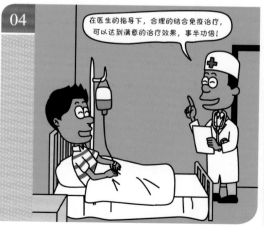

专家解读

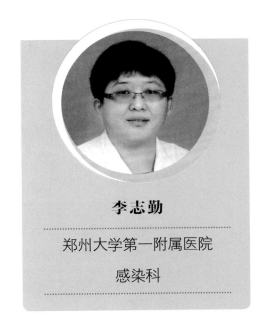

在我国，常见的病毒性肝炎主要以乙型肝炎病毒（HBV）和丙型肝炎病毒（HCV）感染为主。现由于口服的抗病毒药物问世，慢性丙型肝炎患者数量日趋减少，就诊患者大多为慢性乙型肝炎患者。免疫疗法作为一种新型的绿色疗法可以治疗慢性乙型肝炎吗？答案是肯定的。

李志勤

郑州大学第一附属医院

感染科

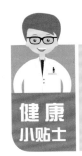

健康小贴士

我国为病毒性肝炎大国，在生活中可能会接触病毒性肝炎患者的血液，例如：共用一套不洁工具打耳洞、纹眉、拔牙等，都可能会引起肝炎的传播。如怀疑有接触史，可立即检查乙肝两对半和肝功能，并在 3 个月和 6 个月时复查，如未能接种疫苗或接种过疫苗但抗体量不足者，应立即注射高效价乙肝免疫球蛋白，并在 1 个月和 6 个月后分别接种第二针和第三针，如抗体量水平足够，可不用处理。

33 免疫疗法可以治疗艾滋病吗

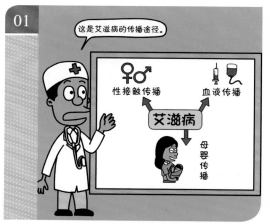

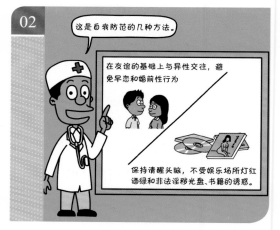

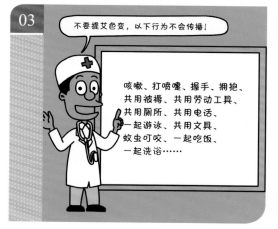

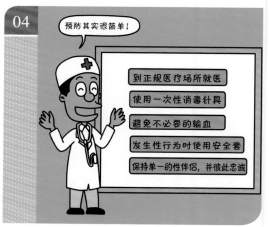

专家解读

艾滋病，由感染 HIV 病毒引起，HIV 侵犯 CD4+T 淋巴细胞，导致免疫功能异常，临床表现为各种机会性感染和肿瘤。感染早期得到治疗可以大幅延长生存时间，但艾滋病目前尚无法治愈，也无有效的疫苗。在免疫治疗方面，科学家不断取得突破，有望治愈 HIV 感染。提高对艾滋病的认识，采取科学有效的防治措施是控制艾滋病流行的关键。

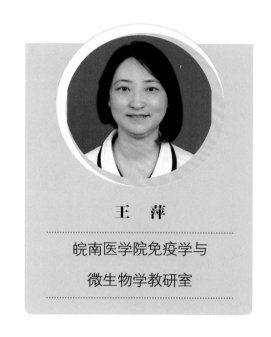

王　萍

皖南医学院免疫学与

微生物学教研室

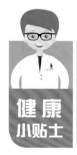

健康小贴士

　　艾滋病其实离我们很近，提高警惕、洁身自好、正规就医是关键。如果有危险行为，应及时检查。早发现、早治疗，寿命有望延长 30 年。

怎样通过免疫治疗提高亚健康人群的免疫力

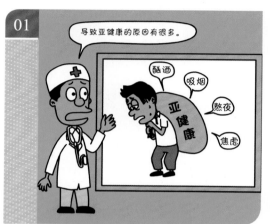

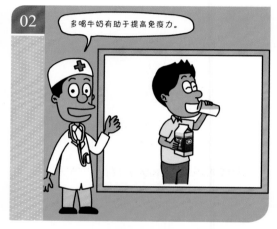

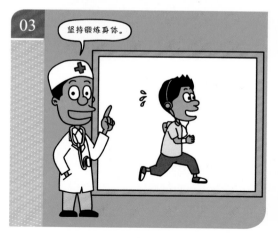

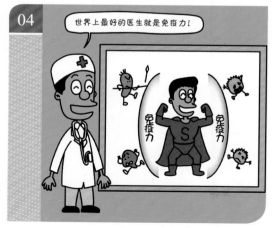

专家解读 🔍 ···

生活节奏的加快和社会压力的增大，令越来越多人的健康亮起"黄灯"——被亚健康困扰，因此，如何提高免疫力引起了社会的重视。免疫力的提高可以通过平衡膳食、加强运动、合理起居等方法来进行。特别指出，不能通过盲目进食大量补品来快速提高机体免疫力。

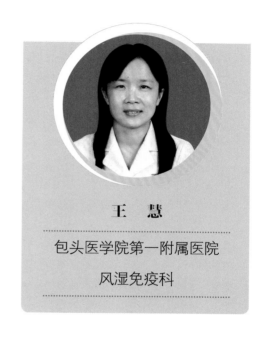

王 慧

包头医学院第一附属医院

风湿免疫科

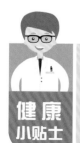

健康小贴士

我们倡导健康饮食，切勿暴饮暴食；每天适当进行一定强度的运动；养成良好的作息习惯等。提高自身免疫能力可大大减少疾病的发生。

图书在版编目（CIP）数据

人体健康与免疫科普丛书.免疫治疗篇/张毅主编.—北京：人民卫生出版社，2018

ISBN 978-7-117-26061-9

Ⅰ.①人…　Ⅱ.①张…　Ⅲ.①免疫疗法－普及读物
Ⅳ.①R392-49②R457.2-49

中国版本图书馆 CIP 数据核字（2018）第 014562 号

| 人卫智网 | www.ipmph.com | 医学教育、学术、考试、健康，购书智慧智能综合服务平台 |
| 人卫官网 | www.pmph.com | 人卫官方资讯发布平台 |

人体健康与免疫科普丛书——免疫治疗篇

主　　编：张　毅
出版发行：人民卫生出版社（中继线 010-59780011）
地　　址：北京市朝阳区潘家园南里 19 号
邮　　编：100021
E - mail：pmph @ pmph.com
购书热线：010-59787592　010-59787584　010-65264830
印　　刷：北京盛通印刷股份有限公司
经　　销：新华书店
开　　本：889×1194　1/24　　印张：3⅓
字　　数：53 千字
版　　次：2018 年 2 月第 1 版　2018 年 2 月第 1 版第 1 次印刷
标准书号：ISBN 978-7-117-26061-9/R · 26062
定　　价：30.00 元

打击盗版举报电话：010-59787491　E-mail：WQ @ pmph.com
（凡属印装质量问题请与本社市场营销中心联系退换）

52检